AF582142

DU PTERYGION

DU

PTÉRYGION

PAR

A. M. Paul ROUDOULY,

Docteur en médecine de la Faculté de Paris.

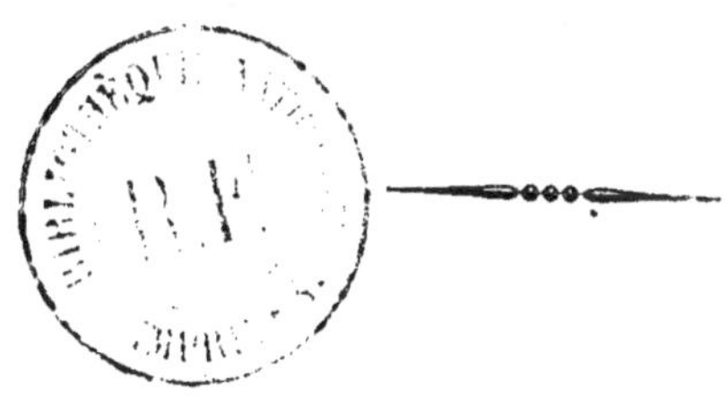

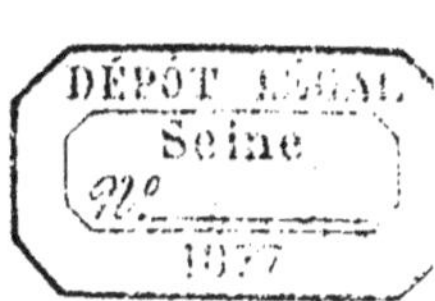

PARIS

A. PARENT, IMPRIMEUR DE LA FACULTE DE MEDECINE

RUE MONSIEUR-LE-PRINCE 29-31

1877

DU PTERYGION

INTRODUCTION.

Bien qu'un grand nombre d'auteurs aient écrit sur le ptérygion, il n'en est pas moins vrai que la plupart des questions qui se rattachent à cette maladie sont encore demeurées obscures. Qu'on étudie la nature de ce produit pathologique, ou qu'on s'attache aux divers modes de traitement qui lui sont applicables, on est frappé de voir que la science est loin d'être fixée, et que le doute plane encore sur bien des points. Aussi, sans avoir la prétention de trancher aucune des questions qui sont encore en litige, avons-nous pensé faire une œuvre utile en résumant dans cette thèse tous les travaux publiés jusqu'à ce jour. Nous prétendons moins donner des solutions que montrer par le tableau de nos connaissances actuelles les mombreux desiderata qui restent à combler. Aussi bien la question n'a-t-elle pas été souvent traitée en France, et parmi les thèses de la Faculté, nous n'en avons trouvé qu'un très-petit nombre se rapportant à notre sujet,

Nous diviserons notre travail en trois chapitres principaux ; dans le premier. nous exposerons les caractères anatomiques et les symptômes de la maladie; c'est là le point le mieux établi, celui où l'entente entre les différents auteurs est le plus près de se faire; nous aborderons ensuite la nature de l'affection elle-même, question encore pleine d'incertitudes; enfin nous nous occuperons du traitement, et nous essaierons d'établir la valeur relative des divers procédés employés jusqu'à ce jour. En terminant notre travail, nous donnerons la liste des principaux auteurs qui ont écrit sur la question, et dont nous avons dû consulter les mémoires.

CHAPITRE PREMIER.

Caractères anatomiques du ptérygion ; symptômes ; marche et pronostic.

Définition. — Le ptérygion (πτερύγιον, petite aile, de πτερὸν, aile) a reçu des noms divers. On l'a appelé encore *ongle*, *onglet*, *unguis*, *pannus*, *pinna*, *sagitta*, *polypus*, *oculi*, *onglet celluleux*. Sans vouloir préjuger ici la nature de la maladie, nous dirons avec Boyer que le ptérygion « est une sorte d'excroissance membraneuse ayant la forme d'un triangle dont le sommet est dirigé vers le centre de la pupille et la base vers la circonférence de l'hémisphère antérieur de l'œil. »

Siége. — Quels que soient son point de départ et sa constitution histologique, le ptérygion siége dans l'épaisseur de la conjonctive. C'est ordinairement au grand angle de l'œil qu'on le rencontre. Toutes les statistiques le démontrent. Sur 105 cas opérés par Ribéri, 100 étaient en dedans, un en haut, et quatre en dehors.

D'après Middlemore, l'ordre de fréquence de la maladie serait le suivant :

1° Un ptérygion à un œil, angle interne ;

2° Un ptérygion à chaque œil, angle interne ;

3° Deux ptérygions sur un seul œil, un en dedans, l'autre en dehors.

4° Un ptérygion à un œil, à l'angle interne, un autre ptérygion en haut ou en bas.

Desmarres père partage entièrement cette manière de voir.

Sur 376 cas, Beer n'a observé que deux fois le ptérygion dans l'angle externe et une fois sur chacun des muscles droits supérieur et inférieur.

Enfin, dans une statistique de dix années, Desmarres fils compte, sur 130 cas, 127 dans lesquels le ptérygion siégeait au grand angle de l'œil; une fois il occupait les deux angles nasal et temporal; une fois, l'angle externe seulement ; une fois, il était quadruple et paraissait sur la conjonctive qui correspond aux quatre muscles droits de l'œil, sous la forme d'une croix de Malte.

Ainsi donc, la prédominnace très-grande du ptérygion siégeant à l'angle interne de l'œil est un fait surabondamment démontré.

Nombre. — Le plus souvent le ptérygion est unique ; il n'est pas très-rare cependant d'en observer deux sur le même œil. Beer en a vu trois ; Wardrop, Cunier, Desmarres fils en ont rencontré quatre. Dans ce cas, les ptérygions prennent, par leur disposition la forme d'une croix de Malte. Enfin Velpeau en a compté jusqu'à cinq sur un même œil (1) ; mais Desmarres, père fait observer que sans doute l'un d'eux était bifurqué, comme cela existait dans le cas observé par Weller.

Direction et conformation extérieure—Le ptérygion se présente sous la forme d'un triangle dont la base regarde le cul de sac conjonctival, tandis que son sommet se dirige vers la cornée. Qu'il soit unique ou double, il

(1) Velpeau, t. III, p. 380.

est habituellement situé dans la direction prolongée du muscle droit qui lui correspond, c'est-à-dire suivant l'axe transversal du globe pour le ptérygion du grand angle de l'œil, suivant son axe vertical, pour le supérieur, ou l'inférieur. Cependant dans un cas opéré par M. Panas, le ptérygion interne siégeait au-dessous du diamètre horizontal de l'œil représenté par la direction du tendon du muscle droit interne.

Weller (1) a observé qu'exceptionnellement le sommet du ptérygion se bifurquait.

Sichel (2) rapporte un cas de ptérygion sur l'œil droit, dont les bords, au lieu d'être rectilignes, étaient légèrement concaves. Le sommet, contrairement à ce qui est habituel, s'insérait sur la cornée, au-dessus de son diamètre transversal; il était blanc, comme tendineux dans les 4 millimètres de son étendue, et envoyait deux prolongements de même nature, larges de près de 2 millimètres. La base s'attachait dans le grand angle de l'œil, autour de la caroncule lacrymale hypertrophiée.

Le sommet du ptérygion présente habituellement l'aspect décrit dans le fait précédent, c'est-à-dire qu'il est dépourvu de vaisseaux, de couleur blanc nacré; Desmarres père et Weller signalent tous deux cette disposition ; mais ce dernier auteur proteste contre l'assimilation qu'on a voulu établir entre le tissu du ptérygion et celui des tendons. C'est là un rapprochement fondé sur la coloration seule des parties, et que ne légitime pas la pathogénie de l'affection. Nous aurons

(1) Weller. Taité théorique des maladies des yeux.
(2) Sichel. Iconographie ophthalmologique, p. 250.

d'ailleurs à revenir sur ce point, à propos de la nature du ptérygion.

Généralement l'adhérence du tissu morbide aux parties sous-jacentes, est assez faible pour lui permettre un glissement facile. Dans quelques cas même cette adhérence fait complètement défaut, et le ptérygion constitue, entre la conjonctive et la cornée, une sorte de pont sous lequel on peut engager un stylet fin ; cette disposition existait très-nettement sur le malade de M. Panas, dont avons déjà parlé à propos de la direction de son ptérygion. Le même fait a été signalé par Cunier, dans une observation (1).

Il s'agissait de quatre ptérygions siégeant sur le même œil, n'adhérant à la conjonctive que par leur base, et à la cornée par leur sommet. Ce quadruple ptérygion recouvrait en croix la cornée au centre de laquelle se joignaient les sommets des quatre triangles vasculaires.

Quant à la base du tissu morbide, elle se perd insensiblement sur la conjonctive bulbaire, en atteignant parfois une hauteur très-considérable, qui peut s'élever à 4 ou 5 millimètres et même plus ; elle s'avance jusqu'au repli semi-lunaire, et confine alors à la caroncule lacrymale. Nous verrons que cette circonstance a été invoquée dans l'étiologie du ptérygion.

Nous venons d'examiner le siége et la forme de ce produit pathologique ; ajoutons que, d'après certaines apparences extérieures, on a introduit, dans son étude, des divisions. Quand la substance du ptérygion est fine, transparente, peu vasculaire, on désigne la maladie

(1) Cunier. Bulletin médical belge, nov. 1836, p. 296 ; Encyclopédie belge, t. XI, 2e série.

sous le nom *pterygium tenue*, *ptérygion ténu* ou *membraneux*. Lorsqu'au contraire cette substance est épaisse, riche en vaisseaux, d'apparence charnue ou musculaire; c'est le *pterygium crassum*, *ptérygion vasculaire*, *charnu*, *sarcomateux*.

A ces deux groupes, Desmarres père en ajoute un troisième auquel il done le nom de *ptérygion graisseux*. Il serait caractérisé par « l'accumulation sous les vaisseaux et sur les fibres nacrées du ptérygion, d'une masse d'apparence graisseuse, formant des granulations jaunâtre sale, éparses çà et là, de la base au sommet. »

Nélaton croit que cette dernière variété, qu'il qualifie de faux ptérygion, est uniquement formée par un peloton graissseux. Wecker, s'appuyant de son côté sur ses observations microscopiques qui ne lui ont révélé la graisse qu'en très-petite quantité, comparativement aux autres éléments constitutifs de la muqueuse, croit que c'est à tort que l'on a désigné une espèce de ptérygion sous le nom de graisseux. D'après lui, la coloration jaunâtre que possède l'onglet, dans quelques cas, aurait suffi à admettre cette dernière variété.

Si nous éliminons le ptérygion graisseux, nous n'admettrons donc, avec la majorité des auteurs, que les deux premières espèces, le *membraneux* et le *vasculaire* ou *charnu*.

D'après Wecker, ces deux variétés ne seraient que deux degrés d'une même lésion. Au début, le ptérygion présentant un processus inflammatoire, plus ou moins marqué, serait vasculaire, sarcomateux ou charnu. Plus tard, l'état inflammatoire étant passé, les vaisseaux s'oblitéreraient, le tissu morbide pâlirait, deviendrait grisâtre, dense et peu vasculaire, et l'on aurait alors le ptérygion ténu, membraneux ou graisseux.

SYMPTÔMES ET MARCHE.

Après l'examen des caractères anatomiques du ptérygion auquel nous venons de nous livrer, il ne nous reste plus, pour compléter le tableau symptomatologique de la maladie, qu'à décrire les troubles fonctionnels auxquels il donne lieu. Ces troubles sont de deux ordres : les uns relatifs à la gêne des mouvements du globe oculaire; les autres à l'exercice même de la vision.

Tant que le ptérygion est borné à la conjonctive, il ne saurait entraver la pénétration des rayons lumineux dans l'œil, et par conséquent, il ne gêne pas la vision mais son tissu plus dense que le tissu conjonctival à l'état sain, fibreux et comme cicatriciel, attire le globe oculaire de son côté, et entrave ses mouvements dans la direction opposée à celle du ptérygion. C'est ce qu'a parfaitement exposé Boyer : « L'excroissance membraneuse qui forme le ptérygion, dit-il,se plisse en travers et peut être facilement soulevée lorsque la cornée est dirigée vers sa base; mais lorsque l'œil est tourné en sens opposé, les plis disparaissent et la membrane se tend comme la conjonctive elle-même. »

Cette rétraction du tissu morbide met donc obstacle aux mouvements du globe en dehors, dans l'immense majorité des cas où, comme nous l'avons dit, le ptérygion siége du côté interne; de là du strabisme interne, et même de la diplopie dans certaines positions des yeux.

La marche du ptérygion est habituellement fort lente surtout lorsqu'il passe à l'état membraneux.

Le sarcomateux se développe au contraire rapidement, surtout sous l'influence d'irritations répétées. A mesure qu'il progresse il tend à gagner la cornée; lorsqu'il l'atteint, sa marche peut encore rester stationnaire; mais en se développant, il arrive à envahir le centre de cette membrane, et apporte alors un obstacle sérieux à la vision.

DIAGNOSTIC. — Le diagnostic du ptérygion ne présente pas la plupart du temps de sérieuses difficultés. Sa forme triangulaire, sa limitation exacte, la saillie qu'il constitue le différencient suffisamment du pannus. Il n'en diffère pas moins par son étiologie, sa marche et l'influence qu'exercent sur lui les divers traitements.

Quant au symblépharon, le diagnostic peut présenter parfois une réelle difficulté ainsi que le prouve une observation de Desmarres citée par Miroudot. Mais cette circonstance qu'on peut introduire un stylet en arrière de la bride qui unit la conjonctive palpébrale à la cornée, dans le symblépharon le différencie suffisamment du ptérygion.

Le pinguecula n'offre ni la forme, ni la marche du ptérygion.

Dans un cas, Brown aurait eu à se poser la question de diagnostic entre un ptérygion et une tumeur maline.

PRONOSTIC. — Le pronostic dépend, on le comprend, de la marche de l'affection; tant que le ptérygion est borné à la conjonctive, il ne présente pas de gravité. Lorsqu'au contraire, il a envahi une grande étendue de la cornée, il devient très-sérieux. En effet, dans ces cas, même après une opération bien faite, la cornée ne reprend pas complètement sa transparence, et la vision reste toujours plus ou moins entravée.

Une circonstance à laquelle il faut encore attacher de l'importance, c'est la largeur de la base du ptérygion. Lorsque celle-ci enveloppe entièrement la membrane semi-lunaire l'opération devient alors difficile, les récidives sont fréquentes, et la gêne apportée aux mouvements de l'œil entraîne parfois une diplopie fort gênante.

CHAPITRE II

CAUSES ET NATURE DU PTÉRYGION.

Nous réunissons dans un même chapitre ce qui a trait aux causes et à la nature du ptérygion.

On comprend, en effet, que l'examen des différentes causes invoquées par les auteurs, le rejet ou l'adoption de certaines d'entre elles, tendront à modifier l'opinion que l'on se fera sur la nature du produit morbide.

ÉTIOLOGIE. — Le ptérygion ne se voit que très-rarement chez les enfants ou les jeunes gens ; on l'observe ordinairement chez les adultes ou chez les vieillards.

Cependant Wardrop (1), dans une de ses observations démontre que le ptérygion peut être congénital ; mais ce fait doit être excessivement rare.

Parmi les auteurs, les uns ont fait du ptérygion la conséquence d'une ophthalmie antérieure, les autres l'ont rattaché, non à une inflammation véritable, mais à des irritations souvent répétées, telle que l'action de la chaux, de la poussière des pierres, etc. Examinons successivement les diverses opinions, qui se sont produites à cet égard.

Stellwag, et avec lui plusieurs ophthalmologistes, expliquent l'évolution de l'onglet depuis son début

(1) Wardrop. On the morbid anatomy of the eye, p. 27.

jusqu'à son complet développement par la présence d'une petite pustulesiégeant tantôt sur la circonférence de la cornée, tantôt près de la membrane semi-lunaire.

L'opinion de Arlt se rapproche de celle de l'auteur précédent. Pour lui, le point de départ de la maladie est une ulcération du bord de la cornée, dont la rétraction entraîne la conjonctive et devient le sommet du cône du ptérygion.

Mackenzie cite un cas de ptérygion survenu comme conséquence d'une ophthalmie scrofuleuse : Szokalski assigne aussi comme cause la plus fréquente à la maladie l'existence de conjonctivites pustuleuses souvent récidivées. Mais si telle était réellement la pathogénie de l'affection, comment ne la rencontrerait-on pas plus souvent chez les jeunes gens et les enfants si souvent exposés, comme on le sait, à la conjonctivitée pustuleuse et aux ulcérations de la cornée? C'est ce qu'ont déjà fait observer Desmarres, père, et le Compendium de chirurgie. Nous pensons donc que l'ophthalmie strumeuse et ses diverses manifestations ne doivent être que bien rarement la cause du développement du ptérygion.

Beer, rejetant l'étiologie précédente, a pensé que le ptérygion reconnaissait le plus souvent pour cause l'action de la chaux et de la poussière des pierres sur la conjonctive. Il appuie son opinion sur la fréquence très-grande de cette maladie observée chez les maçons. Desmarres fils, n'ayant eu à opérer que des sujets travaillant au grand jour au milieu des poussières, se range à l'avis de Beer. Il admet que les petits corps étrangers que ces malades sont exposés à recevoir ne sont pas sans influence sur le développement du ptérygion.

Mackenzie dit avoir vu un grain de poudre, logé longtemps sous la conjonctive, finir par déterminer un ptérygion. Les traumatismes portant, soit sur la muqueuse oculaire seule, soit sur la muqueuse et les paupières, ont pu devenir le point de départ de l'onglet. La brûlure de la conjonctive et de la cornée a donné lieu une fois à un ptérygion qui, dans ce cas, était plus dense que d'habitude et adhérait plus fortement à la circonférence de la cornée et au tissu de la sclérotique (Mackenzie).

A propos de l'influence des traumatismes, signalons ici un fait qui, croyons-nous, n'a point encore été noté jusqu'à ce jour. Dans ses conférences cliniques de l'hôpital Lariboisière, M. Panas a montré l'année dernière une jeune fille à laquelle il avait pratiqué la section du droit interne pour un strabisme, et qui, à quelque temps de là, présenta au niveau du point opéré le développement d'un ptérygion.

Aux causes précédentes, il faut joindre l'influence de la température et du climat. D'après Decondé, le développement de cette affection serait hâté par les temps chauds et humides, par l'action d'un vent impétueux.

Mackenzie croit aussi à l'influence des climats chauds sur la fréquence des ptérygions. Lawrence l'a très-souvent rencontré dans l'Inde; il est très-commun en Espagne et surtout en Italie. Heincken a écrit qu'il était très-fréquent à Madère, qu'il y méritait presque l'épithète d'endémique. « En appréciant approximativement les choses, je crois, dit-il, qu'on peut avancer qu'un dixième des paysans et des bateliers de cette île en sont atteints à un degré plus ou moins prononcé. La cause de la fréquence de cette affection, chez cette classe d'hommes, pourrait bien dépendre de ce qu'ils s'exposent constamment aux rayons du soleil le plus ardent, en n'ayant sur la tête qu'un petit chapeau de drap qui n'ombrage et ne protége en rien les yeux. »

Manhardt (1) a rencontré très-communément le ptérygion à Constantinople ; il prétend qu'il est la suite d'une épisclérite soit aiguë, soit chronique, presque entièrement limitée à la partie de la conjonctive se trouvant découverte entre les paupières.

Deux des observations qui nous ont été communiquées par M. Panas (obs. I et II) viennent à l'appui de l'influence des climats chauds sur le développement du ptérygion. Le premier de ces malades avait séjourné longtemps à Sainte-Hélène, l'autre à l'isthme de Suez.

En résumé, les inflammations proprement dites, kératites ulcéreuses, conjonctivites phlycténulaires, ne paraissent pas entraîner à leur suite le ptérygion. Ce sont bien plutôt les irritations lentes chroniques et souvent répétées, qui président au développement de la maladie. Telle est l'action des poussières que nous trouvons relatée dans notre 3e observation et dans celles d'un grand nombre d'auteurs. Heyfelder (1) cite, à cet égard, un fait intéressant (obs. IV) de ptérygion développé chez un paveur. Il l'attribue à l'irritation causée par les nombreux fragments de pierre que cet homme recevait fréquemment dans l'œil.

Mais si les inflammations aiguës ne sont pas la cause habituelle de la maladie, ce n'est pas à dire pour cela que le processus inflammatoire n'ait aucune part dans dans le développement du ptérygion. Rappelons à ce propos le fait cité par Desmarres (2). Un homme por-

(1) Heyfelder. Annales d'oculistique, t. XXXIV, p. 98.

(2) Desmarres. Traité théorique et pratique des maladies des yeux, t. II, p. 164.

tant, depuis une année environ, un ptérygion membraneux qui n'avait, pendant tout ce temps, fait aucun progrès, reçoit, sur la paupière, une goutte d'acide nitrique qui brûle profondément cet organe et produit un trichiasis léger avec un coloboma. Aussitôt, l'inflammation produite par la brûlure réveille la maladie, le ptérygion se développe et gagne la cornée. Cette observation nous révèle en outre un fait des plus instructifs. Chaque fois que les cils déviés sont un peu longs, le ptérygion s'enflamme et présente tous les caractères du ptérygion sarcomateux ; le malade accuse alors une sensation de gêne; après l'extraction de ces poils, il ne reste plus que quelques rares vascularités pâles et tous les caractères du ptérygion membraneux.

Cette circonstance du développement des cils venant frotter sur la face antérieure de la conjonctive est très-importante à prendre en considération. Nous connaissons, en effet, la fréquence très-grande du ptérygion de l'angle interne de l'œil comparée aux autres variétés de la maladie. Or, en ce point se trouve justement un organe, la caroncule lacrymale, qui présente à sa surface un certain nombre de petits cils ; on comprend que ceux-ci, en s'allongeant et se déviant de leur direction primitive, puissent venir frotter sur la conjonctive et y entretenir une irritation continuelle. Ce fait se trouve, d'ailleurs, en rapport avec la remarque faite par tous les auteurs, que le ptérygion se voit beaucoup plus souvent chez les gens bruns, dont le pigment est très-abondant. Ces mêmes personnes présentent parfois sur la caroncule des cils très-développés. D'ailleurs, d'autres causes d'irritation se rencontrent au grand angle de l'œil; souvent les corps étrangers viennent s'y fixer.

De plus, si nous comparons la vascularisation du côté externe de la conjonctive à celle de son côté interne, nous voyons que cette dernière est beauceup plus développée. Que cette membrane vienne à être irritée, soit par un corps étranger, soit par une fatigue prolongée des yeux (travail à la lumière, exposition au soleil), c'est dans l'angle interne que nous voyons la vascularisation la plus prononcée. Toutes ces circonstances sont autant de causes qui nous expliquent la prédilection du ptérygion pour le grand angle de l'œil, et aussi sa pathogénie, c'est-à-dire ce travail de congestion, d'irritation lente qui préside au développement de la maladie.

Nature du Ptérygion.—Nous connaissons maintenant les différentes causes invoquées pour expliquer la formation du ptérygion; nous avons également exposé les caractères extérieurs de ce produit morbide; il nous reste à étudier la nature même de son tissu, c'est-à-dire sa constitution anatomique.

Boyer, avons-nous dit, définit le ptérygion une excroissance membraneuse de forme triangulaire, mais il ne s'explique nullement sur la nature de son tissu.

Scarpa, après avoir disséqué cette production morbide sur le vivant et sur le cadavre, la considère comme un amas de vaisseaux variqueux placés sous la conjonctive et qui dégénéreraient en une membrane dense et opaque. Le ptérygion n'était pour lui qu'une conséquence, ou plutôt un degré plus avancé de l'ophthalmie.

Wardrop, et, après lui, Middlemore et Pétrequin, ont fait consister la maladie dans une modification du tissu cellulaire sous-conjonctival.

Rognetta, frappé par le siége qu'affecte dans la plupart des cas le ptérygion, pense qu'il est dû à une espèce de carnification de l'expansion aponévrotique d'un des musles droits. « On sait, dit-il, que les aponévroses et les expansions aponévrotiques se carnifient quelquefois, c'est-à-dire se convertissent en tissu musculaire par un dépôt accidentel de fibrine entre leurs mailles. » Cette opinion, que rien ne justifie, s'appuyait sur la simple apparence charnue qu'a présentée parfois le ptérygion.

Pour Desmarres père, le ptérygion frappe isolément ou simultanément la conjoctive bulbaire, le tissu cellulaire sous-muqueux et l'aponévrose des muscles droits.

Mackensie, et avec lui d'autres auteurs, frappés de ce que la partie la plus large de l'onglet se trouve dans le grand angle de l'œil et paraît se confondre avec le repli semi-lunaire, croient qu'il est constitué par une élongation progressive de ce repli, et le regardent en quelque sorte comme l'analogue de la membrane clignotante des oiseaux. Mackenzie admet toutefois que cette hypothèse n'explique pas tous les cas de pterygion puisqu'on en observe au côté temporal de l'œil, à sa partie supérieure et inférieure.

Pour les auteurs du Compendium de chirurgie, le ptérygion est formé par un dépôt de matière plastique qui s'accumule au-dessous de la conjonctive en la soulevant.

Robin, dans le Dictionnaire de Nysten, définit le ptérygion « une hypertrophie partielle cellulo-vasculaire et fibro-plastique de la conjonctive oculaire. »

Enfin, la nature du ptérygion a été étudiée par Foucher, Warlomont et Testelin. Les résultats obtenus par ces auteurs sont parfaitement concordants.

L'examen du ptérygion excisé a montré à Foucher tous les éléments de la conjonctive oculaire et du tissu sous-conjonctival, la couche épithétiale, le chorion muqueux, des vaisseaux sanguins abondants et des fibres non altérées du tissu cellulaire. La production morbide était donc formée par une hypertrophie de la conjonctive et du tissu cellulaire sous-conjonctival.

Testelin a examiné au microscope quatre ptérygions, l'un, appartenant au genre membraneux, et les trois autres, au genre sarcomateux. « Nous les avons trouvés, dit-il, tous les quatre formés purement et simplement par les éléments ordinaires de la conjonctive et de son tissu sous-jacent. Ces éléments, composés de la couche épithéliale, du derme ou chorion muqueux, des vaisseaux sanguins et de fibres propres au tissu cellulaire, n'avaient subi aucune espèce d'altération apparente et n'étaient mélangés d'aucun élément particulier. Il n'existait surtout aucun des éléments du tissu fibro-plastique dont parle Robin. »

Wecker se range entièrement à la manière de voir des auteurs précédents.

Les opinions, on le voit, sont nombreuses et diverses. Parmi elles, il en est un certain nombre dont il est facile de faire promptement justice. Ainsi, il est certain que le ptérygion ne se compose pas uniquement de vaisseaux, comme l'a dit Scarpa. Son aspect blanc, fibreux, son épaisseur, son adhérence à la sclérotique et sa rétractilité, dans certains cas, démontrent qu'il y a là une production d'un tissu nouveau.

Quant à dire avec Rognetta qu'il s'agit d'une expansion morbide et d'une sorte de carnification des tendons des muscles droits, nous savons que les tendons ne prolifèrent pas et ne peuvent subir de transformation en tissu charnu. Desmarres, avons-nous dit, admet une opinion mixte : si nous laissons de côté le développement anormal des tendons qu'il fait entrer en ligne de compte, il reste l'épaississement du tissu sous-muqueux et de la conjonctive elle-même. Peut-être les auteurs qui font du ptérygion une simple hypertrophie du tissu conjonctival ont-ils été trop loin. Il est certain que, dans les cas où le ptérygion perd sa mobilité et devient adhérent à la sclérotique, le tissu sous-muqueux lui-même participe à la maladie. On n'a trouvé, disent ces auteurs, dans le produit morbide, que les éléments normaux de la coujonctive. Mais ces éléments étaient-ils bien dans leurs proportions ou dans leurs rapports normaux? Il est évident qu'il n'en est rien. Tantôt le tissu cellulaire seul, tantôt l'élément vasculaire surtout, ont proliféré. Ainsi se trouve justifiée la définition de M. Robin qui dit que le ptérigion est une hypertrophie partielle cellulo-vasculaire de la conjonctive.

Quelles sont les modifications anatomiques correspondant aux différents aspects du ptérygion qu'on a désignés sous les noms de membraneux, charnu, vasculaire, etc.? C'est encore un point sur lequel nous ne sommes pas suffisamment fixés. Tandis que Robin signale la présence dans le tissu du ptérygion d'éléments fibro-plastiques, Testelin dit n'en avoir jamais rencontré. Peut-être cette divergence d'opinions tient-elle aux circonstances différentes dans lesquelles se trouvaient placés les observateurs.

Peut-être le développement vasculaire exagéré et la présence de nombreux éléments fibro-plastiques répondent-ils à cet aspect du ptérygion caractérisé sous le nom de sarcomateux; tandis qu'au contraire, quand l'irritation est moins vive, quand le tissu présente l'aspect fibreux, blanchâtre, répondant au ptérygion membraneux, ce qui domine, c'est l'hypertrophie cellulaire. On voit par là que l'étude de la constitution anatomiquee du ptérygion et de ses diverses variétés présente encore de nombreuses lacunes à combler.

Quoi qu'il en soit, si nous cherchons à résumer les faits que nous avons exposés dans ce chapitre, nous trouvons que l'étiologie, aussi bien que les travaux anatomiques, nous conduisent à cette conclusion que le ptérygion a sa source dans un travail lent, irritatif de la muqueuse conjonctivale. Il peut s'étendre au tissu sous-muqueux et même gagner le tissu de la cornée. C'est un processus pathologique analogue à celui que subissent certaines cicatrices qui deviennent vasculaires, exubérantes, et finalement amènent des rétractions plus ou moins étendues. Quant à l'opinion de Mackensie, qui place le point de départ de l'affection dans un développement exagéré de la membrane semi-lunaire, elle se trouve justifiée par ces cas dans lesquels la base du ptérygion se confond insensiblement avec le repli semi-lunaire. Nous avons dit aussi quelle part on devait attribuer aux irritations dérivant de la caroncule lacrymale; mais, on le comprend, cette étiologie ne saurait être invoquée que dans les cas où le ptérygion se trouve en rapport avec l'angle interne de l'œil.

CHAPITRE III.

TRAITEMENT.

Nous avons vu que, dans certains cas, le ptérygion reste stationnaire; il ne produit alors qu'une gêne insignifiante et ne nécessite pour ainsi dire aucun traitement. Mais quand la marche de la maladie dévient progressive, quand surtout elle a déjà envahi la cornée, il importe de la combattre efficacement.

Le traitement se divise en médical et en chirurgical.

TRAITEMENT MÉDICAL. — Mackenzie dit avoir retiré des avantages de la solution de nitrate d'argent dans le ptérygion, même quand l'affection était presque à l'état de ce qu'on a appelé *pterygium crassum*. Il en a surtout été ainsi quand il était accompagné de conjonctivite catarrhale. « Dans quelques cas, dit-il, j'ai vu ce moyen effectuer la guérison. en est de même du vin d'opium.»

Mackenzie dissuade d'opérer à cause de la fréquence de la formation de brides consécutives qui gênent les mouvements de l'œil et provoquent des tiraillements plus désagréables que ceux causés par le ptérygion.

Middlemore a tiré également de bons résultats de l'emploi des astringents et des stimulants, surtout quand le ptérygion était petit, de nouvelle date, et qu'il allait en augmentant au moment du traitement.

Il employait le collyre au sulfate de zinc, au nitrate d'argent, au sulfate de cuivre. Il préconise aussi les caustiques.

Decondé, ayant observé, dit-il, les résultats qu'on obtient par l'application de l'acétate de plomb en poudre fine sur la membrane clignotante, si fortement tuméfiée et étendue dans quelques cas d'ophthalmie de l'armée, a pensé que ce sel pourrait être efficace dans le traitement du ptérygion. Il lui réussit pleinement dans un cas que nous rapportons plus loin. (Voir obs. V.)

Foucher n'a pas obtenu de l'emploi de l'acétate de plomb le résultat qu'avait annoncé Decondé. Il a publié l'observation d'un jeune homme (voir obs. VI) qui portait dans l'angle interne de l'œil droit un ptérygion vasculo-membraneux. Il essaya sur lui le traitement de Decondé. Non-seulement il n'observa pas d'amélioration ; mais, au contraire, au bout de quelques jours de traitement, le malade vit son état s'aggraver. Foucher fut alors obligé de faire usage pendant quinze jours d'un collyre au sulfate de zinc pour calmer la tuméfaction et l'inflammation produite par le traitement à l'acétate de plomb. Il eut ensuite recours à l'opération.

En résumé, les astringents et les résolutifs ont pu réussir quelquefois à arrêter le ptérygion dans sa marche ; c'est surtout dans les cas de ptérygions peu vasculaires et non encore parvenus sur la cornée qu'on serait en droit d'espérer ce résultat. Mais, comme le font observer Jobert de Lamballe et Desmarres père, il ne faut pas trop compter sur des moyens aussi infidèles. Leur seul danger n'est pas de rester inefficaces ; mais ils peuvent encore en entretenant une irritation continuelle du tissu morbide, hâter sa marche et son extension. C'est ce que démontre nettement l'observation de Foucher.

TRAITEMENT CHIRURGICAL. — Le traitement chirurgical comprend lui-même un grand nombre de procédés.

Les scarifications, les excisions partielles sont passibles des mêmes reproches que les moyens médicaux. Elles peuvent, comme ceux-ci, irriter le tissu malade et donner à son développement une nouvelle impulsion. C'est ainsi que Wardrop décrit sous le nom de ptérygion charnu un cas qui doit avoir été le ptérygion commun triangulaire, traité mal à propos à l'aide de scarificatons répétées. Celles-ci, au lieu d'amener sa disparition, le firent s'accroître plus rapidement, de sorte qu'à la fin il faisait saillie entre les paupières et avait envahi la membrane semi-lunaire et la caroncule lacrymale. Les irritations multipliées avaient étendu le mal et avaient amené sa transformation en ptérygion sarcomateux ou charnu.

Les autres procédés chirurgicaux qui soient réellement applicables au ptérygion peuvent se diviser en deux groupes ; ceux qui ont seulement pour but d'enlever le ptérygion ; ceux qui, par des opérations autoplastiques complémentaires, se proposent de prévenir les inconvénients résultant de l'extirpation, et de s'opposer aux récidives. Aux premiers procédés se rattachent l'excision simple du ptérygion et la ligature ; aux seconds appartiennent la méthode par déviation de Desmarres et la transplantation ou l'excision avec autoplastie.

1° *Excision.* — C'est la méthode la plus anciennement

employée. Tantôt elle a été pratiquée du sommet à la base, tantôt de la base au sommet.

A. *Excision par le sommet.* — Voici comment ce procédé est décrit par Desmarres père : « Le chirurgien saisit, au moyen d'une pince, le ptérygion par le sommet placé sur la cornée, l'attire à lui brusquement jusqu'à ce qu'il entende un léger craquement, puis dissèque peu à peu, avec un bistouri convexe, toute la portion scléroticale adhérente, jusqu'à la base qu'on sépare ensuite au moyen de ciseaux ordinaires. »

C'était le procédé employé par Scarpa; c'est aussi celui conseillé par Arlt. Mais on comprend qu'il soit difficile de saisir avec des pinces le sommet très-ténu du ptérygion, et que par là son excision devienne laborieuse ou même incomplète.

Il vaut donc mieux recourir à l'extirpation par la base employée par la plupart des auteurs.

B. *Excision par la base.* — C'est à ce mode d'excision que Desmarres père donne la préférence. C'est aussi celui que décrit Nélaton : « On saisit, dit-il, la base du triangle avec des pinces à griffes ; et, avec un bistouri tranchant, on l'isole de la sclérotique. Dans le cas où la maladie s'étendrait jusque sur la cornée, on disséquerait jusqu'au sommet du triangle. Le pansement consiste en compresses froides ; puis, si des bourgeons morbides réapparaissent, on a recours aux collyres astringents.

Quelques auteurs, adoptant un procédé mixte, attaquent le ptérygion par sa partie moyenne. Ainsi Mackenzie conseille de saisir le ptérygion vers sa partie moyenne avec des pinces à dents; d'écarter son tissu de la sclérotique, et d'enlever avec des ciseaux courbes le pli ainsi formé.

L'opérateur saisit alors et retranche de la même façon les portions du ptérygion qui peuvent avoir échappé.

Lawrence transperce le ptérygion avec un couteau, et le détache jusqu'au niveau du bord de la cornée.

L'excision a été combinée à la cautérisation. Ainsi, Castorani (de Naples) excise le ptérygion par les procédés ordinaires; puis il cautérise pendant plusieurs jours la plaie consécutive à l'opération, afin d'éviter le développement d'un tissu inodulaire qui occasionnerait tôt ou tard un strabisme permanent. On peut voir dans notre observation III que l'excision suivie de cautérisation semble avoir produit un bon résultat dans un cas de ptérygion qui avait récidivé après une première excision.

Les anciens soulevaient d'abord le ptérygion avec un crochet, et engageaient une anse de fil à sa base pour l'exciser ensuite plus facilement.

Quelques chirurgiens préfèrent encore aujourd'hui ce procédé qui appartient à Celse. C'est à lui que se rattache l'opération de Petit (de Lyon), préconisée par Ribéri. Il soulève le ptérygion, sous lequel il fait passer une anse de fil qu'il lie, et qui le rend maître tout à fait du réseau vasculaire; il introduit alors la lame du bistouri et décolle le ptérygion, en détachant avec ménagement le sommet dans toute son étendue; puis il retourne le tranchant de l'instrument et dissèque la base de l'hypertrophie; il engage même à aller jusqu'à la cornée, si elle est obscurcie. Une fois l'extirpation terminée, il conseille de cautériser ou d'employer des collyres.

De ces divers procédés d'extirpation, celui qui est à la fois le plus simple et le plus facile, c'est l'excision du ptérygion pratiquée de la base au sommet.

Attaquer le tissu morbide par sa partie moyenne, à l'exemple de Mackenzie, c'est s'exposer à en laisser subsister une partie. Disséquer du sommet à la base, c'est se créer des difficultés. D'ailleurs, quel que soit le mode opératoire employé, l'excision n'échappe pas à certains reproches. D'abord elle est fréquemment suivie de récidives; de plus, elle peut entraîner la formation de brides cicatricielles qui gênent les mouvements de l'œil; c'est ce qui avait amené Mackenzie à dissuader de l'opération. Les mêmes raisons ont conduit les auteurs à chercher de nouveaux procédés qui soient à l'abri des reproches que nous venons de mentionner.

2° *Ligature.* — Ce procédé a été imaginé par Szokalski. Dans un cas où il avait pratiqué d'abord l'excision simple, puis une nouvelle excision suivie de cautérisations multipliées, tout cela sans succès, Szokalski eut l'idée d'oblitérer les vaisseaux de la conjonctive. Il se proposait par là de mettre obstacle à la nutrition du produit morbide et, par suite, d'amener son atrophie, Voici le procédé employé par l'auteur (Voir obs. 8). Deux aiguilles courbes furent enfilées aux extrémités d'un même fil de soie; l'une des aiguilles traversa le sommet du ptérygion aussi près que possible de la cornée; l'autre traversa sa base. Les fils étant coupés près des aiguilles, il resta ainsi trois anses avec lesquelles on étreignit successivement le sommet, la base et la partie moyenne du ptérygion. Ce mode opératoire donna un succès complet ; on comprend qu'il soit susceptible de rendre des services ; mais il n'a pas encore été employé assez souvent pour qu'on puisse émettre un jugement sur sa valeur réelle.

3° *Procédé par déviation de Desmarres père.* — Frappé des inconvénients de l'excision simple, Desmarres père a imaginé ce procédé. Voici comment il est décrit par l'auteur.

« Dans un premier temps, le ptérygion est saisi à quelques millimètres de la cornée et un peu soulevé au moyen d'une pince à agrafe.

« Le chirurgien, armé d'un bistouri fin ou d'un couteau à cataracte, incise la muqueuse en haut et en bas sur les côtés du mal, depuis la cornée jusque dans l'angle interne. Il dissèque ensuite le sommet sur la cornée.

« Le ptérygion est détaché ainsi partout, sauf dans le grand angle, et renversé sur sa base, du côté du nez.

« Deuxième temps, la dissection du ptérygion étant achevée, on pratique sur le bord inférieur de la plaie faite à la conjonctive, une incision suivant une direction parallèle à la circonférence de la cornée, dans l'étendue de 6 à 8 millimètres. Cette incision longe la cornée en bas à 4 millimètres environ et doit être assez large pour que l'extrémité du ptérygion, devenue libre par la dissection, puisse y être introduite.

« Troisième temps, les choses ainsi disposées le lambeau formé par le ptérygion est fixé dans l'incision de la conjonctive par quelques points de suture. Le principal point réunit le sommet du lambeau, celui qui arrivait sur la cornée, à la partie la plus angulaire de l'incision. »

Desmarres dit n'avoir eu qu'à se louer de ce procédé dans la plupart des cas. Une seule fois il a vu le ptérygion dévié se transformer en une bride cicatricielle très-courte; une autre fois, il a vu la circonférence de la cornée se vasculariser dans une petite étendue; mais il n'a pas eu de récidive sérieuse,

Lawson adopte le procédé par dérivation, et il en fait l'éloge (1).

Desmarres fils a modifié quelque peu l'opération. Il propose de diviser, du sommet à la base, le ptérygion préalablement disséqué et de greffer chaque moitié, l'une au-dessus, l'autre au-dessous de la cornée (2).

Dans la thèse de Larroque sur le ptérygion, nous trouvons douze observations de ptérygions traités à la Clinique de M. Desmarres fils, soit par la déviation simple, soit par la déviation modifiée. Dans tous les cas, dit l'auteur, la guérison a été complète.

Nous-même nous rapportons plus loin (voir observ. 8) l'observation d'un ptérygion traité par la déviation à la Clinique du Dr Galezowsky. L'opération a été suivie de guérison.

Mais est-ce à dire que ce procédé soit à l'abri de tout reproche? Dans tous les cas auxquels nous venons de faire allusion, les malades n'ont pas été suivis assez long-temps pour qu'on puisse affirmer que la guérison a été définitive. On a observé des récidives; de plus, comme le fait observer Wecker, on laisse une partie de la scléro-tique à découvert là où l'on a dévié le ptérygion, il peut se former en ce point une bride cicatricielle.

(1) Lawson. Diseases and injuries of the eye. London, 1874, pp. 21 et 22.

(2) Mirondot. Thèse de Paris, 1862.

Ces considérations ont conduit les auteurs à chercher des modifications au procédé de Désmarres. L'une d'elles consiste dans la combinaison de la transplantation du ptérygion avec l'autoplastie.

4° *Transplantation du ptérygion et autoplastie.* — Ce procédé a été employé à la fois par Pagenstecher et par Knapp.

Voici la manière d'opérer de Pagenstecher. Après avoir détaché le ptérygion de la cornée et dela sclérotique jusqu'à sa base, il le renverse en le déjetant du côté de l'œil où il siége et le laissant libre de toute adhérence, si ce n'est par sa base. Il détache alors la conjonctive qui touchait au ptérygion jusque sur l'autre moitié du globe, pour la faire glisser avec plus de facilité et pour bien réunir les lèvres dela plaie, en y plaçant une ou deux sutures.

Après la réunion une partie de la cornée en haut et en bas est couverte par la conjonctive, qui, quelques jours après, se retire et reprend sa place.

Le ptérygion renversé s'atrophie très-vite faute de nutrition.

Le procédé de Knapp (d'Heidelberg) ne diffère pas beaucoup du précédent.

L'auteur le désigne sous le nom de transplantation double du ptérygion avec autoplastie. Voici comment il procède; le ptérygion détaché est séparé en deux parties, la conjonctive fendue en haut et en bas en partant de la base de la membrane, donne deux plaies où chaque moitié est fixée par un point de suture; deux points de suture réunissent la plaie laissée par le ptérygion.

On voit que ces deux procédés diffèrent de celui de Desmarres en ce que, après avoir dévié le ptérygion, les auteurs précédents amènent la conjonctive au devant de l'espace occupé par le produit morbide, de manière à le combler. C'est une combinaison de la déviation avec l'autoplastie par glissement.

Enfin un dernier procédé consiste à combiner l'excision avec l'autoplastie.

5° *Excision et autoplastie.* — Tavignot, dans ses leçons cliniques sur les maladies des yeux (1), rejette dans le traitement du ptérygion l'administration des collyres astringents, des scarifications, de la ligature et même de l'ablation, il critique le procédé par déviation de Desmarres. Pour lui, après excision complète du ptérygion, il fait une autoplastie par glissement sur la sclérotique d'une portion de la muqueuse conjonctivale qui sépare les muscles droits de l'œil et sur laquelle on n'a jamais rencontré l'hypertrophie dont il s'agit.

Wells a eu également recours au procédé par excisíon et autoplastie combinées. Il dissèque le ptérygion, l'excise à sa base près de la caroncule, et réunit au moyen de quelques points de suture les bords opposés de la plaie conjonctivale.

C'est encore à l'opération par excision et autoplastie combinées qu'appartiennent les trois observations qui nous ont été communiquées par M. le Dr Panas. Dans deux, le résultat a été favorable ; mais les malades n'ont pas été suivis pendant assez de temps pour

(1) Journal des Connaissances Médicales, n. 21, 1er nov. 1873.

qu'on puisse affirmer que la guérison s'est maintenue; dans le troisième cas, la récidive a eu lieu assez rapidement et la malade a été opérée de nouveau par l'excision suivie de cautérisations répétées.

Ainsi donc, pas plus que la méthode par déviation, les procédés par déviation et autoplastie, par excision et autoplastie combinées, ne mettent à l'abri des récidives.

Wecker donne la préférence au procédé de Pagenstecher par déviation et autoplastie. C'est à l'observation ultérieure à déterminer entre les deux méthodes combinées à l'autoplastie, l'excision et la déviation, laquelle est la plus avantageuse.

Au reste, il faut à cet égard prendre en considération la forme et l'étendue du ptérygion, fait sur lequel Desmarres père a appelé soigneusement l'attention.

Les ptérygions à base large, englobant toute la caroncule lacrymale et se fusionnant avec le repli semilunaire, présentent une gravité beaucoup plus grande. Ils récidivent très-souvent après l'opération; de plus on voit souvent se développer à leur suite un tissu cicatriciel très-dense qui gène les mouvements de l'œil et peut même amener un degré plus ou moins marqué d'ectropion. Aussi Demarres est-il d'avis que le ptérygion à base large doit être respecté le plus longtemps possible, c'est-à-dire tant qu'il ne menace pas de couvrir la pupille.

Dans cette variété, il vaudra mieux s'abstenir de pratiquer l'excision pour ne pas augmenter les chances de rétraction cicatricielle et d'ectropion. On aura alors recours soit au procédé de Knapp, soit à celui de Pagenstecher.

Le ptérygion à base étroite n'offre pas les mêmes inconvénients. C'est pour lui qu'on pourra employer l'excision combinée aux divers procédés autoplastiques.

OBSERVATIONS

Observation I (communiquée par M. le Dr Panas). — Ptérygion opéré une première fois par excision. — Récidive. — Deuxième opération par excision et autoplastie. — Guérison.

Cercueil (Edmond), 54 ans, facteur, entre le 5 avril 1876, salle Saint-Ferdinand, n° 8 bis.

A l'âge de 20 ans, se trouvant à Sainte-Hélène, il fut atteint d'héméralopie, ainsi que plusieurs personnes qui se trouvaient sur le même bâtiment que lui. Dès qu'il était dans une semi-obscurité il ne pouvait distinguer aucun objet. Il voyait à peine la flamme d'une forte lampe allumée à cinq ou six pas. Pas de douleur, un peu de larmoiement. Le malade fut à cette même époque atteint d'un commencement de scorbut. On le traita par les purgatifs, les vésicatoires, etc. Rentré en France, il a été guéri au bout de quinze jours et sa vue parfaitement rétablie.

Quelques années plus tard, vers l'âge de 30 ans, à la suite de conjonctivites répétées, s'est montré sur l'œil droit un ptérygion, qui de l'angle interne de l'œil s'est étendu peu à peu sur la cornée. Œil très-rouge, quelquefois le siége de douleurs violentes avec larmoiement presque continuel.

Un an après le début du ptérygion, il a été opéré par Desmarres père par excision ; mais deux mois après il y avait déjà un commencement de récidive.

Au moment où le malade entre à l'hôpital, le ptérygion présente la forme suivante : il est situé un peu au-dessous du diamètre transverse de l'œil et surtout prononcé à la partie inférieure de la conjonctive bulbaire, il envahit même la conjonctive palpébrale ; il s'étend sur toute la moitié interne de la pupille, amenant une gène considérable de la vision. L'acuité visuelle de l'œil droit est égale à 1/10. Larmoiement, douleur.

Opéré le 20 avril. Excision du ptérygion, qui présente une disposition en forme de pont, c'est-à-dire qui laisse au-dessous de lui une certaine étendue du tissu cornéen sain auquel il n'adhère pas ; formation à la partie inférieure de la cornée d'un lambeau conjonctival, qui est porté en dedans et suturé avec la partie voisine de la conjonctive, de façon à recouvrir complètement le point primitivement occupé par le ptérygion. Le résultat immédiat est très-bon : point d'inflammation de la cornée, et le 3 mai le malade quitte l'hôpital.

Pendant très-longtemps il conserve une photophobie très-gênante, qui ne cède qu'à l'application de petits vésicatoires volants à la tempe.

Le malade a été revu le 19 juin et ne présentait aucun indice de récidive.

Obs. II (communiquée par le Dr Panas). — Double ptérygion. — Opération sur l'œil droit par excision et autoplastie.

Alexandre Dufresne, âgé de 46 ans, profession d'ajusteur, est entré à l'hôpital de Lariboisière le 18 mai 1876, salle Saint-Ferdinand, n° 6 bis. Ce malade a eu il y a une dizaine d'années des conjonctivites répétées à l'œil gauche pendant qu'il travaillait à l'isthme de Suez. Bientôt il a vu se former à la partie externe de son œil une peau qui a augmenté peu à peu. Depuis trois mois environ la vue de cet œil s'est affaibli.

A son entrée à l'hôpital, le ptérygion présente l'aspect suivant : il est triangulaire, à base tournée vers le grand angle de l'œil ; le sommet tronqué du triangle s'avance presque jusqu'au centre de la cornée et recouvre en partie la pupille ; il contient de nombreux vaisseaux. A gauche, il existe un ptérygion qui n'a pas encore atteint le limbe scléro-cornéal.

L'opération est pratiquée sur l'œil droit le 23 mai 1876. Comme dans le cas précédent, après avoir excisé le ptérygion, on forme un lambeau conjonctival que l'on mobilise de façon à recouvrir l'espace occupé précédemment par le ptérygion et que l'on suture dans cette situation.

Le malade guérit sans accidents, et lorsqu'on le perd de vue il ne présentait aucune récidive de son ptérygion.

Obs. III (communiquée par M. le Dr Panas). — Double ptérygion. — Opération sur l'œil gauche par excision et autoplastie. — Récidive. — Nouvelle excision, puis cautérisation.

La nommée Chamorot (Julie), âgée de 26 ans, journalière, est entrée le 11 mars 1876 à l'hôpital Lariboisière, salle Sainte-Marthe, lit n° 29. Bonne santé antérieure. La vue est bonne.

Il y a deux ans, cette malade a eu du côté droit une conjonctivite, qui a duré à peine une huitaine de jours. Elle est, d'ailleurs, par suite de sa profession toujours exposée à la poussière. Il y a deux mois, elle s'est aperçue que sa vue se troublait de plus en plus.

A l'examen, on constate à droite un ptérygion triangulaire d'une couleur blanc rosé ; le sommet du triangle un peu tronqué empiète un peu sur la cornée.

Du côté gauche, le ptérygion est un peu plus développé ; le sommet du triangle empiète un peu plus sur la cornée.

Opération sur l'œil gauche le 18 mai 1876. Excision, puis suture d'un lambeau conjonctival au devant des points qui étaient le siége du ptérygion. Aucune complication opératoire. La malade quitte l'hôpital le 30 mai. La conjonctive est à ce moment complètement cicatrisée ; il n'existe plus d'injections conjonctivales. La trace du ptérygion sur la cornée occupe la largeur d'environ 1 millimètre. La malade est revue le 28 août ; son état est le même ; elle n'est nullement gênée pour voir. Plus tard, la malade se présente de nouveau à la consultation ; le sommet du ptérygion empiète davantage sur la face antérieure de la cornée où il fait une saillie assez notable. En un mot, il s'est produit là une récidive. Cette fois on se contente d'exciser le sommet du ptérygion, puis on pratique à plusieurs reprises à ce niveau des cautérisations avec le nitrate d'argent, lesquelles paraissent arrêter la marche de l'affection.

Quand la malade a été perdue de vue, son ptérygion n'avait pas fait de nouveaux progrès.

Obs. IV (Heyfelder, observation extraite du t. XXXIV des Annales d'oculistique, p. 98).— Ptérygion développé à la suite de nombreux corps étrangers dans l'œil.

Jacques Becket, âgé de 52 ans, maître paveur, exerce une profession ui, de l'avis de tous les ophthalmologistes, expose plus que ut autre aux ptérygions.

Lorsque j'examinai le malade pour la première fois, le ptérygion peu développé siégeait à l'angle interne de l'œil gauche, s'étendait un peu sur la cornée transparente, présentait une couleur blanc grisâtre et était traversé par des vaisseaux.

Neuf mois plus tard, il s'était développé du côté de la cornée, présentait deux têtes arrondies, était un peu plus épais, moins transparent et se présentait manifestement sous la forme d'un ptérygion; la conjonctive palpébrale et oculaire des deux yeux était injectée ; le bord palpébral présentait des ulcérations dans différents points, surtout celui de la paupière inférieure et de l'angle externe. Le malade dit qu'il lui arrive souvent en pavant que des parcelles de pierre sont lancées dans ses yeux et se fixent tantôt dans les paupières et tantôt dans le bulbe oculaire. Il n'a pas pour habitude d'enlever aussitôt ces corps étrangers, mais il les laisse séjourner pendant toute la nuit, quand même ils donnent lieu à des douleurs, à du larmoiement et à un rougeur vive de l'œil.

Le lendemain ou le surlendemain lorsqu'il se lave, ces corps sortent d'eux-mêmes.

Ainsi cet ouvrier permet à des parcelles de pierre de séjourner dans l'œil jusqu'au moment où les liquides qui lubréfient le globe oculaire entraineront avec eux ces corps étrangers.

Obs. V. — (Decondé, Arch. belg. de méd. mil., t. XV, p. 145.) — Ptérygion traité et guéri par les application d'acétate de plomb en poudre.)

Dupriez, soldat au 6e de ligne, est en traitement à l'hôpital de Mons pour diverses lésions de l'œil qui ont amené la cécité. Le malade est en même temps porteur d'un ptérygion membraneux et vasculaire à l'angle interne de l'œil gauche ; l'extrémité de l'onglet s'étend sur la cornée à une ligne de sa circonférence.

M. Decondé applique une couche d'acétate de plomb, l'y laisse pendant quelques secondes, puis enlève le sel au moyen d'un pinceau imbibé d'eau.

Même traitement pendant plusieurs jours.

Au bout de quinze jours le retrait du ptérygion est tellement considérable qu'il n'en restait plus qu'une sorte de papule.

Nouvelle application et au bout de six jours disparition complète.

Obs. VI. (M. Foucher, hôpit. Necker, 1860.) — Ptérygion traité sans succès par la méthode de Decondé. — Opération. — Examen histologique.

Il s'agissait d'un homme de 28 ans exerçant le métier de pudleur et se trouvant par conséquent exposé à la chaleur d'un feu ardent, qui portait depuis quatre ans dans l'angle interne de l'œil un ptérygion vasculo-membraneux, s'étendant sous forme de triangle de la caroncule sur la cornée où il prend un aspect grisâtre, tandis qu'il offre une coloration rosée au niveau de la sclérotique ; il offre un relief assez considérable. Le chirurgien de Necker étendit, au moyen d'un petit pinceau à aquarelle sur toute la surface du ptérygion, une couche légère d'acétate neutre de plomb et après l'avoir laissé quelques secondes il l'enleva au moyen d'un autre pinceau imbibé d'eau ; pendant quatre jours le traitement est répété, puis durant un septénaire le malade soumet son œil à des applications d'eau froide. La maladie, loin de disparaître, s'aggrava, l'hypertrophie augmenta de volume et se recouvrit d'un léger dépôt blanchâtre d'acétate de plomb ; il fallut employer pendant près de quinze jours un collyre au sulfate de zinc pour ramener l'affection à son état primitif. Puis M. Foucher fit l'opération suivante :

Il fixa la tumeur en passant au-dessous vers la base une aiguille entraînant un fil de soie qu'il noua sur la membrane et lui donna alors la forme d'un cordon saillant légèrement œdématié par suite de la constriction des vaisseaux, puis au moyen d'un bistouri à lame étroite, il fait l'excision du sommet vers la base. Des compressses d'eau froide sont appliquées et huit jours après l'opération le pudleur quittait la salle guéri.

Examen de la membrane excisée. — On y voyait tous les éléments de la conjonctive oculaire et du tissu sous-conjonctival, la couche épithéliale, le chorion muqueux des vaisseaux sanguins abondants et des fibres non altérées du tissu cellulaire. La production morbide était donc formée par une hypertrophie de la conjonctive et du tissu cellulaire sous-conjonctival.

Obs. VII. — (Szokolski, Bulletin de la de la Société médicale de Gand, février, 1842). — Ptérygion traité par la ligature. — Guérison.

Une jeune domestique, d'une constitution lymphatico-sanguine portait sur le grand angle de l'œil gauche un ptérygion qui s'avançait sur son sommet à près d'une ligne sur la cornée. La malade avait été sujette, dans son enfance, à de fréquentes conjonctivites pustuleuses et elle prétendait que le ptérygion s'était développé à leur suite. Elle désirait vivement se débarrasser de son mal, car il lui faisait voir tous les objets doubles, lorsqu'elle les regardait de côté, phénomène qui s'expliquait par la gêne dans les mouvements de l'œil. L'opération offrait la seule chance de guérison et je l'exécutai par le procédé ordinaire, c'est-à-dire que je saisis le ptérygion avec une érigne, que je séparai de la sclérotique avec un couteau, en commençant par son sommet, et qu'arrivé près de la caroncule lacrymale, je le coupai au moyen de ciseaux.

La guérison n'offrit rien de remarquable. Mais au bout d'une quinzaine de jours, le ptérygion s'était reproduit et ressemblait exactement à celui que j'avais enlevé, à cette seule exception que son sommet ne siégeait plus sur la cornée, mais près de son pourtour sur la sclérotique. Une nouvelle excision fut entreprise : je la fis suivre d'une cautérisation de la plaie que je réitérai plusieurs fois, mais je ne fus pas plus heureux, le ptérygion se reproduisit de nouveau. Après ces insuccès, il me sembla qu'il me fallait avant tout provoquer l'oblitération des vaisseaux et qu'alors l'hypertrophie de la conjonctive dont dépend évidemment le ptérygion ne pourrait plus avoir lieu. En partant de cette idée j'eus recours à la ligature que j'appliquai de la manière suivante :

Un fil en soie fut enfilé par ses deux chefs dans deux aiguilles chirurgicales très-fines ; ayant écarté et fixé les paupières avec Kelley-Snowden, je saisis le ptérygion avec une pince à érigne ; je passai ensuite les deux aiguilles, l'une à sa base et l'autre à son sommet, entre lui et la sclérotique. Les fils furent attirés un peu et coupés avec des ciseaux tout près des aiguilles. Par ces coupures le fil fut divisé en trois parties, dont la première avait ses deux chefs dirigés en bas et son anse en haut, et les deux autres chacun un bout en haut et un autre en bas. Les deux derniers fils furent liés de sorte que la première ligature embrassât le ptérygion à sa base et l'autre à son sommet. Quant au troisième fil, il fut attiré jusqu'à ce que son anse s'appliquât sur le bord supérieur du ptérygion ; ses deux chefs furent liés ensuite par un nœud qui se plaça sur son bord inférieur. La ligature formée par le dernier fil embrassa toute la surface du ptérygion, par laquelle celui-ci était réuni avec la sclérotique. Les bouts de ces trois ligatures furent fixés sur la joue avec des emplâtres agglutinatifs ; mais ils étaient assez peu tendus pour laisser à l'œil un très-libre jeu dans l'orbite.

Les deux yeux furent ensuite fermés,les paupières collées avec du taffetas d'Angleterre, comme on a l'usage de le faire après l'opération de la cataracte par extraction ; l'œil malade fut fomenté avec de l'eau glacée.

L'accollement des paupières me parut indispensable pour empêcher, autant que possible, les mouvements de l'œil opéré et pour éviter une trop forte réaction inflammatoire.

Le lendemain, les paupières de l'œil opéré étaient un peu gonflées, la conjonctive enflammée, les ligatures humectées de mucus conjonctival ; cependant, malgré tout cela, elles furent mieux supportées que je ne l'avais présumé, de sorte que je pus les laisser pendant trois jours.

Au bout de ce temps, la suppuration commença à s'établir : il était évident que l'oblitération des vaisseaux était effectuée; je saisis donc le ptérygion avec une pince à érigne, et j'excisai toute la partie comprise entre les ligatures. Aucune hémorrhagie n'eut lieu, et les ligatures furent éloignées de l'œil. La plaie qui en résulta était linéaire, et l'œil se remuait dans toutes les directions avec une grande facilité. Les fomentations d'eau froide furent continuées encore pendant quelques jours, et peu après l'œil fut entièrement guéri. On ne voit aujourd'hui qu'une cicatrice linéaire et une légère tache sur la cornée à l'endroit où était placé auparavant le sommet du ptérygion. Il est à espérer que même cette tache disparaîtra encore avec le temps.

Obs. VIII. — (Clinique de M. Galezowski). — Ptérygion opéré par la déviation. — Guérison.

Le nommé Montambot, âgé de 62 ans, vigneron, demeurant à Etampes, se présente le 29 juillet 1876, à la consultation du Dr Galezowski ; il est atteint depuis quelques années de ptérygion occupant l'angle interne de chacun de ses yeux, et s'étendant un peu sur la cornée ; on a administré des collyres sans résultat. L'opération est pratiquée sur l'œil gauche, le 29 juillet, et sur l'œil droit, le 10 août, par le même procédé de dérivation ou de déplacement de M. Desmarres père : le ptérygion est disséqué du sommet vers la base, et un point de suture est appliqué pour empêcher le lambeau de flotter. L'atrophie de la lésion se produisit au bout de quelques jours. La maladie n'a pas récidivé.

INDEX BIBLIOGRAPHIQUE.

1817. —Beer. — (Lehre von den Augenkrankheiten, vol. II. p. 638 Wien.

1836. — Cunier. — Rédac. en chef des annales d'oculistique. (Bulletin médical belge, nov., p. 296 ; Encyclopédie belge, t. XI 2e série.

1839. — Rognetta. — Cours d'ophthalmologie. Paris, p. 162.

1842. — Szokalski. — Bulletin, Société médicale de Gand. Février.

1851. — Foucard. — Gazette des hôpitaux n° 57.

1856. — Mackenzie. — Traité des maladies des yeux. Trad. Testelin. Paris, t. I., p. 550.

1858. — Decondé. — Arch. de méd. mil., t. XV.

1860. — Foucher. — Monit. des sciences médicales, p. 757.

id. — Riberi et Beer. (Lehre von den Augenk. vol. II. p. 638 (1817).

1861. — Pagentsecher. — Obs. clin.

1862. —Miroudot. — Thèse de Paris.

1867. — Castorani. — (Cliniques de Naples).

1869. — Wells.— (a treatise on the diseases of the eye, London, p. 75.

1873. — Meyer. — Traité des mal. des yeux.

1874. — Lawson. — Diseases and injuries of the eye, London, in-12., p. 21 et 22.

1877. — Larroque. — Thèse de Paris.

Tavignot. — Leçons clin. sur les malad. des yeux. Journal des connaiss. méd., n° 21, 1er novembre 1854.

Middlemore. — Treatise of the medical and physical society of Calcutta.

Pétrequin. — Recherches d'anat. path. sur la nature du ptérygion Annales d'oculist. t. I., p. 467.

Ch. Robin. — Nysten, p. 1024.

Wardrop. — On the morbid anatomy of the eye p. 27.

Santos Fernandos. — Annales d'oculistique, t. LXXXIII, p. 1875.

Sichel. — Iconographie ophthalmologique p. 250.

Weller. — Traité théoriq. des maladies des yeux.

Scarpa. — Traité des maladies des yeux. Trad. de Léveillé p. 184.

Boyer. — Traité des malad. chirurg. t. V. p. 385.

Wecker. — Traité théoriq. des malad. des yeux t. I. p. 149-151.

Desmarres. — T. II., page 164. Traité des malad. des yeux.

Compendium de chirurgie pratique, T. III., p. 310.

Manhardt. — (Ann. d'oculistiq., t. LXIII p. 22).

Arlt. — Die Krankheitd Aug. p. 159.
Heyfelder. — (Obs. extraite du t. XXXIV des ann. d'oculist. p. 98.
Jobert de Lamballe. — Moniteur des sciences médicales et pharmaceutiq., année 1860 p. 695.
Heineken. — Medical repository, London.
Knapp. (Heidelberg). — Annales d'oculistiq., t. 60, p. 61.
Fano. — Traité des malad. des yeux, t. I., p. 588.
Nélaton. — Elém. de path. chir. t. III, p. 70.
Galezowski. — Traité des malad. des yenx.

Paris. — Typ. A. PARENT, Imp. de la Faculté de Médecine, r. M.-le-Prince, 31.

www.ingramcontent.com/pod-product-compliance
Lightning Source LLC
LaVergne TN
LVHW050459160826
845677LV00003B/828